LES MALADIES RÉGNANTES

MOYENS DE S'EN PRÉSERVER

ET

DE S'EN GUÉRIR

L'Engelure, — Le Coriza ou Rhume de cerveau, — La Bronchite ou Rhume de poitrine, — Petits moyens.

PARIS

ALCAN-LÉVY, LIBRAIRE-ÉDITEUR, RUE LAFAYETTE, 61

1870

LES MALADIES RÉGNANTES

MOYENS DE S'EN PRÉSERVER

ET DE S'EN GUÉRIR

L'Engelure, — Le Coriza ou Rhume de cerveau, — La Bronchite ou Rhume de poitrine, — Petits moyens.

PARIS

ALCAN-LÉVY, LIBRAIRE-ÉDITEUR, RUE LAFAYETTE, 61

1870

L'ENGELURE

DÉFINITION. — *L'engelure* est une sorte de gonflement inflammatoire, occasionné par le froid, et siégeant particulièrement aux doigts et aux orteils; quelquefois, mais plus rarement, aux talons.

CAUSES. — Les enfants, les femmes, et les jeunes gens d'une constitution lymphatique y sont surtout sujets. Les engelures se déclarent aussi très facilement, quand on s'empresse de réchauffer les mains devant le feu, après qu'elles ont été exposées à un froid piquant.

Symptômes. — Le *gonflement* forme le premier degré de l'engelure, et souvent tout le mal se borne là. On en est quitte pour une difformité passagère et quelques démangeaisons assez vives, principalement quand les parties malades sont exposées à la chaleur.

Mais si le gonflement persiste, et si l'on néglige d'arrêter le développement de l'engelure par un traitement approprié, celle-ci, peu à peu se ramollit, s'entame, s'ouvre, s'ulcère, et se transforme en une plaie d'apparence livide, d'où s'écoule une intarissable sérosité.

Le mal est alors à son deuxième degré; et les douleurs qu'il détermine deviennent beaucoup plus vives.

A son début l'engelure n'offre aucune gravité ; il n'en est pas de même quand l'ulcération, chaque jour plus profonde, menace de mettre à nu les tendons qui passent sous la peau et les phalanges osseuses des doigts.

TRAITEMENT

Le traitement des engelures doit être *préventif* et *curatif*.

1° TRAITEMENT PRÉVENTIF. — Les personnes qui se savent sujettes aux engelures peuvent les prévenir par de simples moyens hygiéniques.

Dans ce cas, des frictions ou même de simples lavages, avec *le vin*, *l'eau salée*, *l'eau de vie camphrée*, répétés deux fois par jour, dès les premiers froids, empêcheront presque toujours les engelures de se déclarer.

Une décoction d'*écorce de chêne*, à laquelle on ajoute une petite quantité d'*extrait de Saturne*, passe également, — et à juste titre, — pour un excellent préservatif.

Les bains de mer et les bains froids, pris pendant l'été, contribuent, en fortifiant la peau, à la rendre moins impressionnable aux approches de l'hiver.

2° TRAITEMENT CURATIF. — Le traitement curatif auquel on doit recourir quand l'engelure est déclarée, varie nécessairement, suivant que le mal est à son premier ou à son second degré :

A. — *Traitement de l'engelure simple.*

Quand l'engelure se borne à un simple

gonflement, on peut faire usage d'onctions, répétées plusieurs fois par jour, soit avec l'eau de Cologne, soit avec le *baume de Fioraventi*, soit avec la *teinture de gaïac* étendue d'eau.

Les lavages avec les divers liquides dont nous avons parlé à propos du traitement préventif, pourront être, ici encore, très utilement employés.

M. Cazenave, médecin de l'hôpital Saint-Louis, conseille enfin, contre les engelures au premier degré, les frictions avec la pommade suivante :

Précipité blanc, 0 30 centigr.
Chloroforme, 0 30 id.
Cold-Cream, 30 grammes.

B. — *Traitement de l'engelure ulcérée.*

Contre l'engelure ulcérée, il faut toujours agir avec une certaine prudence, et ne point accepter aveuglément les diverses substances que le premier venu recommande en pareil cas.

Ce qui convient le mieux alors, pour hâter la guérison du mal, est l'application sur la plaie, matin et soir, d'une petite compresse enduite d'une légère couche de *cérat laudanisé* qui dessèche l'ulcération en calmant les douleurs qu'elle détermine.

On ne doit jamais employer contre les engelures, — pas plus avant qu'après l'ulcération, — les médicaments émollients. L'eau de guimauve, a farine de graine de lin, la fécule, et toutes les substances du même genre, empêcnent la cicatrisation, et ne produisent aucun soulagement. ,

LE CORYZA OU RHUME DE CERVEAU

DÉFINITION. — Le *coryza*, — désigné à tort sous le nom de *rhume de cerveau*, — consiste dans *l'inflammation* de la membrane muqueuse, dite *pituitaire*, qui tapisse les fosses nasales.

CAUSES. — Le tempérament lymphatique, surtout chez les enfants, prédispose au coryza ; mais cette petite maladie est occasionnée ordinairement par le froid et l'humidité aux pieds, l'action d'un courant d'air vif, ou des rayons ardents du soleil, sur la tête découverte ; par l'introduction dans le nez, et le contact sur la pituitaire de corps étrangers, de poudres ou de vapeurs irritantes, etc. La conformation particulière de certains nez, rendant difficile l'écoulement des mucosités naturelles, peut causer aussi des *coryzas chroniques*, dont nous n'avons pas à nous occuper ici.

SYMPTÔMES. — Le coryza aigu débute presque toujours avec une grande rapidité. Il s'annonce tout à coup par des éternuements plus ou moins répétés, et suivis d'une sensation de sécheresse, de chaleur et d'engorgement dans les fosses nasales.

La membrane pituitaire se gonfle et rougit. Elle est le siége de picotements et de démangeaisons incommodes qui font repa-

raître les éternuements et provoquent l'é-
coulement de quelques larmes.

Bientôt un liquide, clair et filant comme
du blanc d'œuf, suinte de la membrane, et
ne fait qu'augmenter l'embarras et l'enchifrènement.

Le malade est forcé de respirer la bouche
ouverte, le passage de l'air par le nez étant
devenu impossible. L'odorat et le goût sont
fortement émoussés, quelquefois abolis, et
même il n'est pas rare que l'on éprouve, par
une perversion bizarre de celui-là, la sensation de mauvaises odeurs.

A mesure que l'inflammation fait des
progrès, la voix devient nasonnée, les yeux
rougissent et pleurent, une douleur de tête
souvent assez forte se manifeste à la base
du front. Quelquefois un profond abatte-
ment et un léger mouvement fébrile accom-
pagnent le début du coryza.

Marche. — Terminaison. — Ordinairement l'inflammation nasale passe rapidement. La sécrétion du mucus diminue, celui-ci s'épaissit, blanchit, puis se colore en jaune, et tout se termine en cinq à six jours au plus. Souvent le coryza ne dure même que quelques heures ; mais aussi parfois il persiste, ou récidive avec une grande facilité.

Dans un très grand nombre de cas, l'inflammation de la pituitaire s'étend vers la gorge, gagne le larynx et la trachée-artère ; provoque la toux ; et la *bronchite* succède alors au coryza.

TRAITEMENT

Les personnes sujettes au coryza devront soigneusement éviter le froid humide, et ne point rester tête nue.

Quand la maladie s'est déclarée, on réusit à l'enrayer souvent par la chaleur seule ou l'application de *corps gras* à la racine du nez.

L'*abstinence des boissons* diminue considérablement l'abondance des mucosités.

Les *bains de pieds sinapisés* combattent efficacement le mal de tête, en même temps qu'ils réagissent contre l'inflammation.

On obtient souvent une guérison presque immédiate en aspirant par le nez, dès le début du mal, les vapeurs qui se dégagent de quelques *pincées de sucre* jetées sur une pelle rougie au feu.

L'inhalation des vapeurs qui s'exhalent d'un flacon à moitié plein de *teinture d'iode;* ou bien de celles qui s'échappent d'une décoction bouillante d'*eau de guimauve*, produit souvent aussi de très bons résultats.

Enfin, contre l'écoulement constant des mucosités, et l'inflammation croissante de la membrane pituitaire, quelques prises de la poudre formulée ci-dessous pourront être fort efficaces :

Sous-nitrate de bismuth, 4 grammes.

Tannin, 0 25 centigr.

LA BRONCHITE ou RHUME DE POITRINE

DÉFINITION. — L'air pénètre dans notre poitrine en passant par une série de canaux qui lui sont exclusivement destinés, ce sont le nez et les fosses nasales, l'organe producteur de la voix appelé larynx, un long tube que l'on appelle trachée et une grande quantité de tubes plus petits que l'on appelle les bronches. L'air respiré pénètre ainsi dans les cellules pulmonaires qui sont la partie essentielle du poumon.

On donne le nom de *bronchite* à l'inflammation des bronches, et celui de *pneumonie* ou *fluxion de poitrine* à celle des cellules du poumon.

CAUSES. — La *bronchite* se produit, comme le coryza, sous l'influence du froid, surtout sous l'influence du froid humide. Cet agent peut produire la bronchite en agissant, soit extérieurement sur la peau, soit intérieurement sur la membrane muqueuse qui tapisse l'intérieur des voies aériennes.

Dans ce cas, c'est presque toujours quand le nez est fermé par un coryza que la bronchite arrive. De là l'importance du conseil qui défend de sortir en temps froid quand on est déjà enrhumé du cerveau.

Le froid n'est pas le seul agent qui puisse irriter les bronches au point de les enflammer; les vapeurs acides, les poussières irritantes produisent le même effet. Aussi cette maladie est-elle très fréquente dans les fabriques d'acides, dans les ateliers où l'on aiguise à sec les outils d'acier, dans ceux où voltigent des flocons de laine ou des duvets destinés à faire le feutre.

La bronchite survient encore après ou pendant les fièvres éruptives (rougeole, scarlatine, variole), après l'érysipèle. C'est alors l'inflammation de la peau qui se transmet de proche en proche jusqu'à la muqueuse des bronches.

La bronchite est surtout fréquente aux deux extrêmes de la vie, chez l'enfant et le vieillard : chez l'un, parce qu'il n'a pas la plénitude de sa force ; chez l'autre, parce qu'il l'a perdue. Ce sera donc à ces deux âges qu'il faudra surtout éviter les causes de refroidissement.

Symptomes. — L'inflammation des bronches les plus grosses se montre rarement sans que, en même temps, les autres conduits de l'air, le larynx et les fosses nasales, ne soient aussi enflammés ; c'est pour cette raison que la bronchite s'accompagne presque toujours d'enchifrènement et de raucité de la voix.

Les malades éprouvent le besoin de rejeter les mucosités qui se produisent dans les voies aériennes. Pour satisfaire ce besoin, ils font pénétrer une grande quantité d'air dans leurs poumons et la rejettent brusquement pour lui faire chasser devant elle les mucosités qui obstruent les bronches. C'est ce phénomène qui s'appelle la *toux*.

Cette toux est d'abord sèche, parce que les bronches irritées sont très sensibles. Le peu de liquide qu'il y a d'abord, provoque immédiatement le besoin de tousser, et cela dure pendant la première période de la maladie ou *période de crudité;* plus tard, pendant la *période de maturation*, quand le rhume mûrit, la toux devient plus grasse et l'expectoration plus épaisse et plus abondante.

Non-seulement cette inflammation provoque la toux, mais elle fait naître aussi de la douleur, et cette douleur se fait sentir sur le trajet des organes malades; la trachée étant la plus grosse bronche, il est naturel que la douleur se manifeste le long de son trajet. C'est au centre de la poitrine, derrière l'os sternum que cette douleur est la plus vive.

On sent encore dans la bronchite, à la base de la poitrine, une douleur bien différente de la première; elle siége dans les muscles, qui sont fatigués des efforts qu'ils ont faits pour aider le malade à tousser.

L'expectoration, les crachats que rendent les malades sont blancs et ressemblent d'abord à du blanc d'œuf battu ; on peut y trouver de petits filets de sang provenant de déchirures faites à la peau intérieure par la violence de la toux ; mais jamais ce sang n'est intimement mêlé au mucus, comme dans la fluxion de poitrine.

Lorsque la bronchite est peu considérable, elle n'altère pas notablement la santé de l'individu ; ses autres fonctions continuent à se faire régulièrement. Mais si elle est très intense ou très étendue, elle trouble l'organisme tout entier ; le sang, se portant en masse vers la partie malade, abandonne les membres et le malade éprouve une vive sensation de froid ; le système nerveux cesse d'agir régulièrement sur les muscles qui sont le siége de tremblements. Ce froid, uni au tremblement, constitue le *frisson*.

Les muscles des jambes, ne recevant plus leur nourriture habituelle, sont fatigués comme après une longue marche. Le cœur, privé de l'action modératrice du cerveau, accélère ses battements; en un mot, le malade a de la *fièvre*.

En même temps, l'estomac, incapable de digérer, refuse les aliments qu'on lui présente; bref, l'appétit est diminué ou tout à fait perdu.

Le médecin a grand intérêt à savoir si une bronchite est plus ou moins étendue, si elle occupe la totalité des deux poumons, ou une partie seulement de l'un d'eux. Malheureusement on ne peut pénétrer dans la poitrine pour s'en assurer. Cependant un homme, dont le nom sera immortel,

Laennec, a remarqué qu'en appliquant son oreille sur la poitrine d'un homme atteint de bronchite, on entendait un bruit analogue à celui que produit un enfant en soufflant à travers de l'eau de savon. Quelquefois le bruit est un peu plus prolongé et ressemble à celui que produit le gaz d'éclairage en s'échappaut d'un bec étroit; c'est alors une sorte de sifflement plus ou moins aigu. D'autres fois, c'est un bruit plus grave qui rappelle le ronflement d'un homme endormi. Laennec a appelé *râles* tous ces bruits et il a distingué le râle à bulles, le râle sibilant, le râle ronflant, tous caractéristiques de la bronchite.

TRAITEMENT

La bronchite, quand elle n'atteint pas les bronches les plus fines, ne présente pas de gravité; néanmoins, il faut la traiter avec soin, car elle pourrait durer fort longtemps, c'est-à-dire passer à l'état chronique.

Le traitement de la bronchite doit varier un peu, suivant l'intensité de la maladie; le plus important est d'abord de poser nettement ce qu'il y a à faire dans les cas principaux.

Quand l'expectoration est sèche, difficile, on se servira de substances émollientes, de cataplasmes sur la poitrine.

Quand l'inflammation est vive, la douleur prononcée, il faudra tâcher de substituer à l'inflammation pulmonaire une inflammation artificielle de la peau, que l'on produira avec un emplâtre de *thapsia* ou une application d'huile de croton.

L'expectoration est-elle difficile? il faut

la provoquer, en prenant quelques pastilles d'ipécacuanha. Ce médicament est surtout utile chez les enfants qui ne rendent pas les mucosités bronchiques, mais qui les font passer dans leur estomac.

Si, au contraire, l'expectoration est abondante, si elle sollicite fréquemment la toux, il faudra tâcher de la diminuer à l'aide des narcotiques. Ces médicaments auront encore pour avantage de donner au malade un repos dont il est privé depuis peut-être plusieurs jours.

En résumé : I. Au malade qui tousse depuis plusieurs jours, dont la fièvre est peu intense, la figure naturelle et la respiration peu accélérée,

Prescrivez le traitement suivant :

1° Boire de la tisane de mauve sucrée avec le sirop de gomme;

2° Toutes les heures prendre une cuille-
rée de la potion suivante :

> Looch,   125 gr.
> Kermès minéral,   0 gr. 15 centigr. ;

3° Garder le lit et se placer aux jambes,
le soir, des cataplasmes vinaigrés chauds;

4° Mettre sur la poitrine un cataplasme
de farine de lin additionné de deux cuille-
rées d'huile ;

5° Comme aliments : bouillons coupés.
Continuer ce traitement jusqu'à notable
amélioration.

II. Si la fièvre est très intense, la respiration très gênée, les râles très abondants :

1° Donnez de la tisane de capillaire, sucrée avec le sirop de Tolu ;

2º Et le reste du traitement comme précédemment.

III. Si le malade est jeune ou faible :

1º Administrez 1 gramme d'ipéca en trois fois, à dix minutes d'intervalle;

2º Faites sur le point malade une onction avec 1 gramme d'huile de croton.

IV. Si les accidents sont graves, que la difficulté de la respiration aille jusqu'à faire craindre la suffocation, ajoutez aux moyens précédents :

1º Sinapismes aux extrémités, qu'on changera de place toutes les dix minutes;

2º Poser un grand vésicatoire sur la partie malade.

V. Si la toux reste quinteuse et pénible, ajoutez dans la potion :

Chlorhydrate d'ammoniaque, 0 gram. 60 centigr.

Dès que la fièvre sera tombée on aura le soin de permettre peu à peu l'usage des aliments.

PETITS MOYENS

CONTRE LES EMPOISONNEMENTS PAR LES ACIDES

1° Faire avaler immédiatement, et avant tout, une grande quantité de blanc d'œuf.

2° Faire prendre du peroxyde de fer récemment précipité.

CONTRE LES GLANDES ENGORGÉES

Faire des frictions avec la pommade suivante :

Axonge 30 gr.
Iodure de potassium 3 gr.

CONTRE L'ACNÉ OU VER DE LA PEAU

Faire des lotions avec la solution suivante :

Eau 250 gr.
Borate de soude 10 gr.

CONTRE L'AGACEMENT DES DENTS

Boire du lait et frotter les gencives avec du fromage blanc.

CONTRE LE VACILLEMENT DES DENTS

Se gargariser avec :

Eau 200 gr.
Chlorate de potasse 8 gr.

CONTRE LA CRÉPITATION DOULOUREUSE DES TENDONS
APPELÉE *aï*

Maintenir le membre en repos, appliquer des cataplasmes de farine de lin et faire une compression modérée avec un bandage roulé.

CONTRE LES AIGREURS D'ESTOMAC

Prendre, trois quarts d'heure après le repas, deux pastilles de Vichy.

CONTRE LES CORPS ÉTRANGERS DANS LES OREILLES

Eviter avec soin d'y introduire des instruments tels que épingle, bout d'allumette pour essayer de les retirer, mais faire pénétrer dans l'oreille le jet d'eau d'une grosse seringue ou d'un irrigateur puissant. Après cinq ou six injections, le corps étranger sortira.

CONTRE LES CORPS ÉTRANGERS FIXÉS SOUS LA PAUPIÈRE SUPÉRIEURE

Soulever la paupière sous laquelle ils se trouvent en la tirant par les cils et introduire dessous les cils de la paupière inférieure, qui, agissant comme un balai, enlèveront le corps irritant. On est surtout exposé à cet accident quand on voyage en chemin de fer.

CONTRE LES BOSSES A LA TÊTE

Appliquer immédiatement des compresses d'eau fraîche fréquemment renouvelées. Ajouter, s'il est possible, dix grammes de sel ammoniac par litre d'eau.

Typographie Alcan-Lévy, rue Lafayette, 61.